AF311849

LA SOURCE DES YEUX

AUX

BAINS D'HERCULE

EN HONGRIE

PROCÉDÉ PARTICULIER D'APPLICATION DES EAUX MINÉRALES

AU TRAITEMENT

DES MALADIES DE L'APPAREIL OCULAIRE

Mémoire couronné
par l'Académie impériale de Médecine;

PAR

J.-M. CAILLAT,

Docteur en Médecine de la Faculté de Paris;
Médecin-inspecteur des Eaux et de l'établissement de Contrexéville;
Lauréat de l'Académie impériale de Médecine;
Ancien interne des hôpitaux de Paris;
Ancien médecin délégué du Gouvernement
pour le service des Épidémies;
Membre de la Société d'hydrologie médicale de Paris, etc.
Médaille de 1re classe des Épidémies et des Eaux minérales;
Chevalier de la Légion d'honneur.

Vapore quoque ipso aliquæ prosunt.
(C. PLINII Nat. *Hist.* lib. XXXI.)

PARIS

PUBLIÉ PAR LA GAZETTE DES EAUX

7, QUAI CONTI.

1862

DU MÊME AUTEUR :

Pour paraître prochainement.

Mémoire sur le rhumatisme goutteux.

Des accidents, souvent graves, quelquefois même mortels, occasionnés par l'usage inconsideré des Eaux de Contrexéville.

Du meilleur mode d'administration des Eaux minérales de Contrexéville dans le traitement de la gravelle.

IMPRIMÉ CHEZ BONAVENTURE ET DUCESSOIS,
55, QUAI DES AUGUSTINS.

Après avoir terminé, sur les eaux minérales et les établissements thermaux des
provinces danubiennes, des recherches qui
étaient l'un des buts principaux de mon
exploration scientifique dans ce pays, j'ai
cru devoir franchir les limites du cercle
qui m'était d'abord tracé et porter mes in-
vestigations dans la Hongrie, où m'attirait
surtout le désir de connaître une fontaine
dont on m'avait souvent entretenu, ainsi
que le procédé thérapeutique spécial usité
auprès d'elle et complétement ignoré parmi
nous. La description de cette source et de
cette pratique thermo-minérale va faire
l'objet du travail qu'on va lire.

J. C.

LA SOURCE DES YEUX

AUX

BAINS D'HERCULE

EN HONGRIE.

I

INTRODUCTION.

L'établissement thermal des Bains d'Hercule est le plus remarquable et le plus fréquenté de toute l'Europe orientale; il est situé dans la Hongrie, au pied des monts Carpathes, vers les confins du banat ou comté de Temeswar, tout près des frontières valaque et transylvaine, et à vingt kilomètres environ de la petite ville d'Eski-Orsowa, élevée sur la rive gauche du Danube, au-dessus et à peu de distance de New-Orsowa, forteresse tur- que qu'un de nos compatriotes, le marquis de Stainville, fit bâtir au milieu même de ce fleuve.

Appelé *Thermæ Herculanæ*, ou *Ad Herculem*, dans les vieux livres hongrois, représenté sur les anciennes cartes topographiques des peuples de la Roumanie et désigné encore maintenant, par les habitants du voisinage, sous le nom d'*Erculeu*, il a reçu des modernes celui de *Méhadia*. Il serait préférable, je pense, de lui restituer la dénomination adoptée par les descendants des Romains dans cette contrée, maintenue par les auteurs des siècles précédents et consacrée, en quelque sorte, aujourd'hui comme autrefois, par l'existence, au centre de la station, d'une statue monumentale d'Hercule.

En effet, le village de Méhadia, assis sur les bords de la Bella-Recca, à 4 kilomètres à peu près des Bains d'Hercule et dans le défilé qu'on nomme *clef de Méhadia ou du Banat*, point stratégique important pour défendre, de ce côté, l'entrée des États autrichiens, n'a pas et n'a jamais eu de source d'eau minérale. Le nouveau nom, aujourd'hui en usage parmi les voyageurs, les géographes et les médecins, a jeté de la confusion dans les écrits de la plupart d'entre eux, les uns plaçant les Bains d'Hercule sur la Bella-Recca, tandis que pour d'autres la *clef du Banat* serait l'*impasse* au fond de laquelle se trouvent les célèbres thermes hongrois [1].

[1] Le mot de Méhadia, comme titre d'un établissement thermal, est donc impropre ; il devrait être rayé de nos livres d'hydrologie médicale, avec ceux d'Availles, de Boudès, d'Eger ou Egra, des Camoins, de Camarès, d'Arles, de Vacqueiras, etc., pour être tous définitivement remplacés par ceux de Bains d'Hercule, Absac, Bard, Franzensbad, la Cambrette, Andabre, Amélie-les-Bains, Montmirail, etc., afin de corriger et de prévenir bien de graves inexactitudes, bien de fausses indications. La station d'Arles, par exemple, nommée Amélie-les-Bains depuis bientôt vingt ans, a fait tomber les écrivains dans une foule d'erreurs par les appellations diverses qu'elle a reçues ; ainsi, ses magnifiques sources, si peu connues autrefois qu'Alibert n'en parle pas (*Précis historique sur les Eaux minérales*, 1826), et que Bouillon-Lagrange a pu dire, au commencement de ce siècle : « On *prétend qu'anciennement* il y avait dans les environs d'Arles *une fontaine* d'eau minérale » (*Essai sur les eaux min.*, 1811, p. 92), ces sources sont placées par ceux-ci sur la rive gauche, par ceux-là sur la rive droite du Tech. Pour Mérat et Delens (*Dictionn. univ. de matière méd. et de thérap.*, t. I, p. 418 et 535), les Bains d'Arles et les Bains près Arles forment deux établissements séparés, et si, plus

Le village des Bains d'Hercule est traversé par la Tcherna, petite rivière qui joue un grand rôle dans les stipulations du traité de Belgrade, si honorable pour la diplomatie française[1], et non par la Bella-Recca, comme le veulent certains géographes, ou par la Bacha, ainsi que l'a écrit, dans divers passages de son *Voyage en Orient*, le maréchal duc de Raguse. Cette rectification m'a paru très-importante à faire, car elle intéresse à la fois l'histoire et la physiologie des eaux minérales de cette contrée. La première, en effet, des quatre colonies latines conduites dans la Dacie par Trajan, après la

tard, dans un *Supplément* à l'œuvre commune, Mérat répare cette faute (*Supplément au Dict. univ. de matière méd. et de thérap.*, t. VII, p. 90, c'est pour en commettre une nouvelle au bout de quelques pages, en indiquant Fort-les-Bains comme une localité thermale différente des Bains d'Arles (*Supplément*, p. 308). Enfin, de nos jours encore, plusieurs Annuaires de médecine, égarés sans doute par la dernière édition même de l'Almanach impérial, font d'Arles et d'Amélie-les-Bains deux stations hydrominérales parfaitement distinctes. La Cambrette et les Camoins nous offrent aussi un exemple de cette dernière erreur dans des documents officiels tout récemment publiés.

[1] De Hammer, *Histoire de l'Empire Ottoman*, t. XV, p. 2.

destruction des Daces et la mort de Décebale leur roi, fut établie, grâce, sans aucun doute, à l'abondance et à la richesse des sources thermales du voisinage, sur les bords de la Tcherna, *qui lui donna son nom.* Ce dernier, le seul mot peut-être que l'on connaisse avec certitude de la langue des Daces, veut dire *noir*, comme le prouvent les locutions suivantes, que j'emprunte au roumain et au slave, dans lesquels il s'est perpétué jusqu'à nous : *Tcherneala*, encre ; *a ce Tcherni,* prendre le deuil ; *Tchernobog*, le dieu noir, le mauvais génie chez les Slaves ; *Czerny-Georges*, ou Georges le Noir, père d'un des derniers hospodars de la Servie, etc. La rivière *Tcherna* ou *Czerna* est donc la rivière *noire*, expression significative et bonne à conserver, car elle est due, selon moi, à l'apparence noirâtre que prend ce cours d'eau à partir du point où les sources minérales d'Hercule, se jetant dans son lit, y donnent naissance à de magnifiques conferves d'une belle coloration vert sombre, faits qu'aucun auteur, je crois, n'avait encore signalés.

C'est du calcaire carpathique ou cal-

caire à cavernes que sortent les nombreuses et salutaires fontaines qui ont
acquis aux Bains d'Hercule une vogue
des mieux méritées. L'une d'elles a reçu
le nom de *Source des yeux, Fontes ophthalmici* des anciens ; *Augen-Brunnen, Augen-
bad-quelle* des Allemands ; elle est encore
connue sous celui de *Apa pentrou Oki,
eau pour les yeux,* par les peuples de la
langue d'Or, parmi lesquels elle est en
grande réputation. Dans mon *Voyage
médical* [1] et dans un *Mémoire sur certaines
eaux minérales de la Hongrie,* j'ai cité et
décrit cette source sous la dénomination
de *Josephs-Brunnen.* La méprise dans laquelle je suis tombé à cette occasion est
facilement explicable : en présence de
cette fontaine, mon guide a dû prononcer
le nom d'Augen-Brunnen ; si j'ai cru en-
tendre et si j'ai écrit sur mes notes Josephs-Brunnen, c'est qu'il me sembla
tout naturel que la Source des Yeux,
comme toutes les autres que je venais de
visiter à la même station, et qui portent
pour titre : Herkules-Bad, Ludwig-Bad,

---

[1] *Voyage médical dans les provinces danubiennes,*
p. 106.

Karls-Brunnen, Carolinen-Bad, etc., fût désignée, elle aussi, par un nom propre. Celui de Josephs-Brunnen me parut alors tout à fait acceptable, car il était, d'après mon sentiment, un hommage rendu à la mémoire de Joseph Ier, empereur d'Allemagne, qui, par la douceur et l'éclat de son règne, eut le mérite rare de s'attirer les sympathies des peuples de la Hongrie.

L'Augen-Brunnen se recommande à l'attention des médecins par le traitement spécial usité auprès d'elle, nulle autre part employé, et qui devrait, je pense, porter le nom de *procédé hongrois*, en hydriatrie minérale.

II

La Source des Yeux est la première que l'on rencontre sur la rive droite de la Tcherna, en arrivant aux Bains d'Hercule. Elle est presque en face du pavillon de la Francis-Brunnen (*balneum luis venereæ*), le seul qui soit situé sur le côté gauche de la rivière. Divisée autrefois en deux minces filets (*Fons ophthalmicus major* et

Fons ophthalmicus alter), elle s'échappe maintenant de la source carpathique par un jet unique et assez fort. Cependant, de toutes les fontaines de la même station, à l'exception de la Karls-Brunnen, qui ne sert qu'à la boisson, c'est la moins abondante. Elle fournit environ 17 mèt. cubes d'eau dans les vingt-quatre heures, d'après mes calculs, opérés au mois de juillet, et m'a donné, à cette même épobue, 47° au thermomètre cent., la température extérieure étant de 22° à l'ombre.

Le livre du docteur Helfft lui assigne 42 degrés Réaumur, c'est-à-dire près de 53 degrés centigr.[1]. Une telle différence entre les appréciations du médecin de Berlin et les miennes s'explique par la grande variabilité dans l'abondance, la constitution chimique et la température à laquelle sont soumises les eaux minérales de cette station. Cette variabilité est même si prononcée que la fontaine proprement dite d'Hercule offre, dans les diverses saisons de l'année, des oscillations dont les limites extrêmes, ob-

---

[1] *Handbuch der Balneotherapie*, 1857, p. 297.

servées surtout au printemps et en été, sont représentées, à la colonne thermo-métrique, par les degrés centésimaux 23 et 49, d'après l'auteur allemand cité plus haut. Quant à ces dernières évaluations, elles sont presque identiques à celles que j'ai consignées moi-même dans un mémoire adressé au ministre de l'agriculture et du commerce, au mois de mars 1850, car je donnais alors à la source d'Hercule, pour maximum et minimum de température, 48 et 22 degrés centigr.

Paschal Caryophilus [1] et le professeur Cranz, de Vienne [2], ne nous donnent aucune indication précise sur la thermalité de cette eau. « Les Ophthalmiques plaisent à la main par une agréable chaleur [3]. » Voilà le seul et bien vague renseignement fourni là-dessus par deux auteurs dont les ouvrages ont pourtant vu le jour quarante et même soixante-dix ans après l'application faite, pour la

---

[1] Iᵒ *De Thermis Herculanis,* 1737, 1739 et 1743. 2ᵒ *De usu Thermarum Herculanarum*, id.

[2] *Analyses Therm. Herc. Hungariæ Trans-Tibïscanæ*, 1773.

[3] Cranz, loc. cit., p. 10.

première fois en France, du thermomètre aux études de l'hydrominéralogie.

L'Augen-Brunnen a une odeur sulfu-
fureuse très-prononcée et noircit les dé-
bris de chaux carbonatée sur lesquels
elle tombe à sa sortie des flancs de la
montagne. Cette teinte noirâtre de la
pierre, observée ailleurs, dans des conditions analogues, notamment dans la
presqu'île de Méthanca, où les eaux sulfureuses y ont altéré, corrodé et comme
brûlé le calcaire qui leur livre passage [1],
a été confondue avec le dépôt ocracé des
martiales et a fait quelquefois placer à
tort les Ophthalmiques dans la classe des
ferrugineuses. Ces dernières n'ont pas de
représentant aux Bains d'Hercule, malgré
l'assertion contraire de Mérat [2].

Le produit de la Fontaine des Yeux a
un goût sulfureux, amer et salé ; pris à
hautes doses, il exerce une action légèrement purgative.

J'aurais voulu présenter, dans ce travail, une analyse récente et complète de

[1] Russeger, *Bulletin de la Société géologique de
France*, t. XII, p. 210.

[2] *Dict. univ. de mat. méd.*, t. VII, p. 472.

cette eau ; ne le pouvant, je vais citer, pour essayer de faire connaître la nature de celle-ci, les recherches, quoique bien imparfaites, des savants qui se sont occupés de sa constitution intime. Je commencerai par les chimistes du dernier siècle et j'exposerai le résultat de leurs opérations avec d'autant plus de confiance que, par une exception presque unique, l'Augen-Brunnen des Bains d'Hercule porte, aujourd'hui comme jadis, le même titre ; en sorte qu'il n'est pas possible de lui assigner une composition appliquée à une source différente dans les écrits des auteurs anciens, méprise facile s'il s'agissait des autres fontaines de la même station, car *toutes*, la Francis-Brunnen exceptée, ont reçu maintenant une dénomination qui ne rappelle en rien celle d'autrefois [1].

[1] J'ai signalé longuement, dans un autre mémoire (*Sur les vices et les imperfections de l'institution des médecins inspecteurs*, 1852), l'abus de ces changements, rendus chaque jour plus nombreux par la fantaisie et la spéculation, et qui exposent les médecins et les chimistes à de graves erreurs. Il est, par exemple, un département en France dont les eaux ont été parfaitement analysées et décrites dans un ouvrage qui n'a point encore trente ans d'exis-

Les Ophthalmiques ont été, dans le siècle dernier, analysées sur place par Gabriel Zagoni et par le professeur Cranz, dans son laboratoire à Vienne. D'après les travaux de ces chimistes, elles exhalent une odeur de soufre très-prononcée et renferment beaucoup de sel muriatique à base de chaux, un peu de terre calcaire, une insignifiante quantité de fer et une très-faible dose de sel sélénitique. Deux livres de ces eaux leur ont fourni, après évaporation, sur 85 grains de prin-

tence; ce livre, pris comme guide pour des études hydrologiques, ne m'a été pourtant que d'un faible secours, tellement dans ce pays les substitutions de noms ont été multipliées sans scrupule dans le but, soit de flatter les puissances du jour, soit de surprendre la crédulité des malades. La science hydrominérale n'a rien à gagner à ces transformations de titre, même quand elles sont faites pour des motifs avouables et en apparence très-légitimes ; aussi l'ancienne dénomination de *Source d'alun*, à Aix-en-Savoie, fût-elle coupable d'un solécisme chimique, me semble encore préférable à celle qu'on lui substitue parfois, car elle a acquis, par un très-long usage, des droits imprescriptibles à son maintien. Le titre de *Source d'alun*, qualifié d'impropre par tous les écrivains, doit d'autant mieux être conservé qu'il n'est pas entièrement dénué de justesse, M. Bonjean ayant découvert des traces de sulfate d'alumine dans l'eau de cette fontaine. (*Analyse des eaux d'Aix-en-Savoie*, p. 225.)

cipes fixes, 83 grains de sel muriatique.
De toutes les sources d'Hercule, ce sont
les plus riches en matériaux minéralisateurs, après la Francis-Brunnen, toute-
fois, qui leur a donné 90 grains de résidu.
Les fontaines de cette station ont toutes,
du reste, selon ces auteurs, la même nature : *dubitari non posse eamdem thermis
omnibus naturam esse*[1].

Parmi les modernes, le docteur Helfft,
qui paraît s'être rangé à cette dernière
opinion, regarde les eaux de Méhadia,
ou Bains d'Hercule, comme analogues à
celles d'Aix-la-Chapelle. Il ne signale la
composition que de trois sources : de
l'*Herkules-Bad*, de la *Karls-Brunnen* et du
Kaiser-Bad. A l'exception de la première,
qui seule ne dégage point d'hydrogène
sulfuré à son point d'émergence, parti-
cularité entrevue par Zagoni et qui n'a
pas lieu d'étonner, car elle est facilement
explicable par les nombreuses fissures du
sol traversé par cette eau, toutes trois
ont les mêmes principes constituants,
mais en quantités inégales.

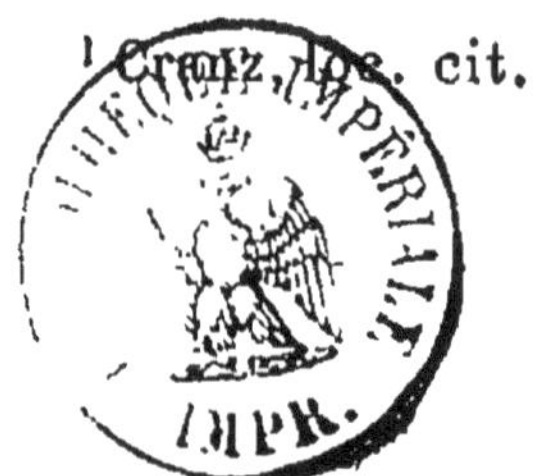

[1] Croiz, loc. cit., p. 13, 32 et 33.

Pour éclairer, autant que possible, la nature de l'Augen-Brunnen, je choisirai, parmi ces trois analyses, incomplètes il faut bien l'avouer, celle du Kaiser-Bad. Dans cette dernière, le poids des matériaux fixes se trouve, très-approximativement, le même que celui indiqué par le chimiste de Vienne dans les Ophthalmiques. Cette ressemblance m'autorise suffisamment, je crois, à considérer ces deux sources, d'une station où la *qualité* des éléments minéralisateurs est la même pour toutes, comme ayant une constitution à peu près identique.

L'eau du Kaiser-Bad ou Bain de l'Empereur renferme, dans 16 onces :

	grains.
Chlorure de sodium..........	29,479
Chlorure de calcium.........	15,400
Terre calcaire sulfurée.......	1,548
Total des matières fixes...	46,427

	Pouces cubes.
Gaz hydrogène sulfuré........	3,096
Acide carbonique.............	0,643
Gaz azote...................	0,353
Total des gaz...........	4,092 [1]

L'analyse chimique de cette même

[1] *Handbuch der Balneotherapie*, von Dr Helfft. Berlin, 1857, p. 296 et 297.

source du *Bain de l'Empereur* a été faite, en 1847, par le professeur Ragsky, et reproduite par M. Rotureau dans son ouvrage sur les *Eaux de l'Allemagne et de la Hongrie*, qui a paru après l'envoi de mon mémoire. Réduisant de près de moitié le volume des principes volatils, parmi lesquels elle comprend encore le gaz hydrogène carboné, elle est assez semblable à celle qui précède, quant à la quantité des matériaux fixes, mais elle signale, de plus, dans l'eau du Kaiser-Bad, du carbonate de chaux, de la silice, et l'existence, à faibles doses, d'iodures et de brômures de calcium.

Ainsi les Ophthalmiques seraient des chlorurées calciques sulfureuses, si l'on s'en tient au résultat des travaux de Gabriel Zagoni et du professeur Cranz, tandis que, d'après l'analyse précédente et celle de M. Ragsky, on devrait les considérer comme des chlorurées sulfureuses, sodiques et calciques à la fois.

En admettant que la valeur du grain, employé en Allemagne, soit de 0 gramme 061 et celle de l'once de 29 grammes 238, on trouve qu'un litre d'eau de la Source des Yeux doit contenir près de 6 grammes de principes fixes, dont 3 grammes 8 à peu près de chlorure de sodium et un peu plus de 2 grammes de chlorure de calcium. Quant au volume des gaz, en nous en tenant toujours à l'analyse du docteur Helfft, il est représenté par environ 240 centilitres cubes, 27 centilitres devant être pris comme l'équivalent du pouce cube allemand. Je ne dois point oublier de noter ici que cette évaluation des éléments volatils est moins rigoureuse que celle des matériaux solides.

III

DESCRIPTION DU PAVILLON DE LA SOURCE.

A côté de la Fontaine des Yeux s'élève un grand pavillon. Il renferme une table en bois ayant la forme d'un fer à cheval à longues branches, dont les extrémités sont voisines de la porte d'entrée, placée elle-même à un pas seulement de la source. Deux bancs, également en bois, règnent parallèlement à l'une et à l'autre courbures de la table, qui, par sa configuration, rend facile l'accès de chacun de ses points, et autour de laquelle vingt-quatre personnes pourraient à la fois prendre place.

Un jeune homme, très-proprement vêtu, fait le service de ce pavillon ; il a les apparences d'une santé parfaite, et l'intégrité de son appareil oculaire est à l'abri de tout reproche. Ces détails prouveront que l'intelligente administration des Bains d'Hercule, « de ce palais féerique de Méhadia, décoré de cette charmante inscription : *Hygiæ et Veneri* (*à la santé et au plaisir*), et où tout respire la bonne tenue, l'élégance, le luxe même, » pour me servir des expressions d'un savant touriste [1], n'a pas eu la malencontreuse idée, à l'exemple des propriétaires de deux établissements importants du centre et du midi de la France, de *choisir pour gardien, pour ministre d'une source des yeux, une borgne ou un aveugle, à peu près déguenillés !* En Hongrie, pas plus qu'en Allemagne, on ne commet de pareilles maladresses. L'in-

[1] St-M., *Journal des Débats*, 19 novembre 1836.

curie de la plupart de nos administrations thermales pour tout ce qui regarde le bien-être et le confort des malades est assez connue ; et il est encore avéré que les plaintes adressées à ce sujet sont, le plus souvent, stériles. Cependant il est des faits contre lesquels on ne saurait trop réclamer : ainsi, j'ai vu une station fort célèbre de notre pays pousser l'oubli des convenances jusqu'à envoyer ses hôtes remplir leurs verres *dans le cabinet et au robinet de la douche ascendante*, alors que l'installation d'une buvette plus décente n'imposerait à sa bourse qu'un sacrifice certainement fort léger !

IV

DESCRIPTION DU PROCÉDÉ HONGROIS.

Le mode spécial d'administration des eaux minérales, appliqué aux Bains d'Hercule pour la guérison des maladies chroniques des yeux, s'adresse directement à la muqueuse oculaire comme les bains s'adressent à l'enveloppe cutanée, l'eau en boisson aux surfaces digestives et l'inhalation à la membrane qui tapisse intérieurement l'appareil respiratoire. Comme dans ce dernier procédé, c'est sous forme de vapeur que l'eau thermale se met en contact avec l'organisme. S'il faut en croire les renseignements que m'ont fournis les paysans de la localité, ce traitement serait en usage parmi eux depuis un temps immémorial. Cette assertion ne doit être acceptée qu'avec une certaine réserve, car si le fait était vrai, le professeur Cranz, et surtout Gabriel Zagoni, nous en auraient très-probablement donné connaissance. A leur époque, du moins, le pavillon de la source n'existait pas; *Ophthalmicæ nudæ et tecto carentes*, nous dit l'un d'eux. Ainsi que l'emploi des bains térébenthinés et d'un certain nombre d'autres agents thérapeutiques, cette pratique a pris naissance, sans aucun doute, et paraît s'exercer en dehors du monde médical, auquel elle est restée, jusqu'à ce jour, complétement inconnue, les auteurs, même les plus modernes, ne la mentionnant pas dans leurs écrits. Voici la description de sa mise en œuvre :

Le malade, assis sur le banc du pavillon, la tête et les épaules couvertes par un grand châle ou plusieurs serviettes épaisses, se penche et approche de très-près les yeux, d'abord fermés, puis ouverts, d'une tasse de quatre à cinq cents grammes de capacité placée devant lui sur la table et préalablement remplie par l'eau thermale, à la source même. Au bout de cinq à six minutes, le gardien présente une autre tasse pour remplacer la première, qu'il enlève ; il renouvelle de la même manière l'eau de la fontaine prise et immédiatement portée après sa sortie du rocher sous les yeux du malade, immobile ou à peu près, de quatre à six fois pendant la durée d'une séance, qui ne se prolonge guère habituellement au delà d'une demi-heure. L'organe affecté est ainsi soumis directement aux émanations spontanées du liquide thermo-minéral, dans lequel il ne plonge pas, mais de la surface duquel il se rapproche de plus en plus, au point de n'en être bientôt plus séparé que par un intervalle de 2 à 1 centimètres.

Pendant tout ce temps, les bords et les

coins du châle, qui couvre toute la partie supérieure du corps, retombant sur la table, emprisonnent, au milieu d'une atmosphère échauffée par l'air expiré du malade, et surtout par les vapeurs chaudes et excitantes de l'eau minérale, les yeux, la face, en un mot la tête entière enfermée dans une sorte d'étuve.

Sous l'influence de ces moyens, la conjonctive se colore rapidement en rouge vif, et l'œil ne tarde pas à éprouver des picotements et un sentiment de chaleur très-prononcés, suivis bientôt d'un larmoiement des plus abondants. Une supersécrétion de liquides a également lieu sur toute la surface muqueuse des fosses nasales ; en même temps les paupières, le front et les joues rougissent à leur tour ; enfin, une transpiration copieuse inonde le cou, la face et toute la tête.

Ces effets, produits par les émanations de cinq ou six tasses seulement, pleines de liquide thermo-minéral, paraîtront peu étonnants si l'on songe que ces vapeurs chaudes exercent leur action dans un espace confiné à limites extrêmement restreintes.

La séance terminée, le malade essuie avec soin la sueur qui le couvre, quitte le pavillon et dirige ses pas vers l'une ou l'autre des riantes promenades de ce charmant pays, que, dans son admiration, le docteur Helfft appelle une terre romantique : *romantische Gegend* [1].

Cette opération se répète ainsi tous les jours ou tous les deux jours, suivant la susceptibilité de l'appareil oculaire. C'est cette dernière qui règle encore le nombre de fois qu'il faut renouveler l'administration du médicament pendant chaque séance et la durée de celle-ci. Ordinairement les malades réclament une nouvelle tasse d'eau par un geste de la main et sans avoir à soulever la tête, quand les picotements déterminés par la vapeur thermale diminuent d'intensité ; ils quittent, au contraire, la table et se retirent du pavillon dès qu'une sensation vive de chaleur brûlante se manifeste dans l'organe de la vue. Ce sentiment d'ardeur ne persiste pas très-longtemps ; il se dissipe habituellement en grande partie, après une petite course faite au grand air.

[1] Loc. cit., p. 279.

Les personnes dont les paupières sont réunies, le matin, par une chassie abondante et concrète, se rendent chaque jour, de bonne heure, à la source, dès que les sons bruyants de la musique ont donné le signal du réveil, et quel que soit le degré de sensibilité de leurs yeux. Seulement, elles ont le soin de ne pas prolonger la séance au delà de dix à quinze minutes, dans le but de prévenir une excitation trop grande, s'il existe déjà des symptômes assez marqués d'irritation.

Beaucoup de malades se contentent, pour tout traitement, de cette exposition des paupières et du globe de l'œil aux émanations gazeuses du liquide thermo-minéral. D'autres y ajoutent l'usage, en boisson, de la même eau ou de celle de la Karls-Brunnen, Trinkquelle coiffée d'un élégant pavillon, qui est le rendez-vous habituel des buveurs aux Bains d'Hercule.

Les évacuations sanguines, générales ou locales, sont le seul moyen associé au genre de médication que je fais connaître, et encore ne l'est-il que fort rarement.

Ce traitement a une durée de trois à six semaines ; la saison commence, à la Source des Yeux, avec le mois de juin, pour finir dans les premiers jours de septembre.

———

V

EFFETS DU TRAITEMENT.

L'effet primitif, l'effet immédiat des vapeurs thermo-sulfureuses, en contact avec le double appareil naso-oculaire, est d'exciter la conjonctive, les glandules de Meibomius, l'organe sécréteur des larmes, la muqueuse qui tapisse les fosses nasales, etc., et d'y déterminer, ainsi que je l'ai dit précédemment, une supersécrétion des plus abondantes. Aussi cette pratique thermiatrique pourrait-elle être considérée comme un des meilleurs procédés de la *médication lacrymale* ou *lacrymation*, préconisée, dans ces derniers temps, par Brachet, de Lyon [1]. Les liquides qui sont le produit

[1] *Gazette médicale de Lyon*, janvier 1857.

de cette exhalation exagérée baignent,
ramollissent et entraînent les mucosités
puriformes, amassées et desséchées, qui,
tenant les cils adhérents entre eux, opè-
rent, dans bien des cas, l'occlusion plus
ou moins complète des paupières. Dans
un instant celles-ci sont parfaitement
détergées, sans effort, sans tiraillement,
et présentent aussitôt tous les points de
leurs surfaces malades à l'action immédiate du médicament, sous forme de vapeur ; d'un autre côté, en s'ouvrant facilement, elles permettent à ce dernier de
pénétrer dans tous les replis de la muqueuse oculo-palpébrale, et même plus
profondément encore, grâce à la perméabilité de la cornée. Sous l'influence con-
tinue du même agent thérapeutique, les
liquides affluent toujours en abondance
au-devant des yeux ; simplement séro-
muqueuse dans les cas de kératites, de
taies cornéales ou de conjonctivites oculaires scrofuleuses ; séro-purulente dans
les blépharites folliculaire et glanduleuse, ainsi que dans les conjonctivites
granuleuses, etc., cette sécrétion, sorte
de crise salutaire, dégorge et détend les

tissus ; la sueur copieuse qui couvre les pommettes, le front, les tempes et tout le cuir chevelu, de même que l'écoulement considérable des cavités nasales, amène un semblable résultat.

Pendant les premières heures qui suivent l'emploi du procédé hongrois, et quelquefois pendant un temps beaucoup plus long, les sécrétions normales et pathologiques de l'appareil oculaire se suspendent presque complétement. En même temps la conjonctive scléroticale, si elle était parfaitement saine auparavant, comme chez les malades atteints seulement, par exemple, de taies anciennes de la cornée, se trouve légèrement colorée en rouge ; tandis que les injections des vaisseaux capillaires, produites par une inflammation chronique, sont devenues et plus étendues en surface et plus vives en couleur ; enfin le fond des ulcères des paupières s'est avivé et a pris une rougeur écarlate. Après six, dix, quinze heures , etc., suivant le degré d'irritabilité de l'organe et la durée de l'opération, les tissus commencent à pâlir, et les exhalations physiologiques et morbides tendent à reprendre leur marche accoutumée.

Chaque séance est accompagnée et suivie du même cortége de phénomènes dont le premier effet curatif est de ranimer la vitalité, d'activer la circulation, de détruire les stases sanguines et humorales, et surtout de modifier la nature des altérations pathologiques ; puis, après un temps variable, le résultat final de ce genre de traitement est de rendre aux membranes leur sensibilité normale ; de provoquer la résorption de la lymphe plastique, épanchée entre les lames de la cornée ou déposée dans des parties plus profondes ; de ramener à l'état de conjonctivites simples et par conséquent facilement guérissables, les ophthalmies entachées d'un vice spécifique : de favoriser la résolution des follicules et des glandules hypertrophiés du bord libre des paupières et celle des granulations conjonctivales ; de cicatriser les ulcères palpébraux, en détergeant d'abord leur fond, mieux que ne peuvent le faire les autres moyens usuellement employés, et en détruisant ensuite, dans ce cas comme dans beaucoup d'autres, le principe diathésique, dont l'existence est un obstacle à toute guérison un peu solide, etc.

VI

MALADIES TRAITÉES A LA SOURCE DES YEUX.

Les affections chroniques des yeux traitées avec le plus de succès par le genre de médication plus haut exposé sont, d'après mes observations et les nombreux renseignements que j'ai recueillis :

1° Les blépharites muqueuse, glanduleuse et ciliaire ;

2° Les ophthalmies scrofuleuses ;

3° Les kératites, avec ou sans ulcérations et opacités ;

4° Les blennophthalmies et les granulations qui, en étant fréquemment la conséquence, entraînent à leur tour l'inflammation et l'opacité de la cornée transparente ;

5° Les conjonctivites et les blépharites, consécutives aux fièvres exanthématiques de l'enfance, et qui sont presque toujours liées à un vice scrofuleux ou herpétique ;.

6° Les taies de la cornée.

Telles sont les maladies très-heureusement combattues par l'emploi de l'eau et du procédé en usage au pavillon de l'Augen-Brunnen, en Hongrie.

J'ajouterai maintenant que la Source des Yeux a, comme les eaux minérales de Carlsbad et de Tœplitz-Schonau, dans la Bohême, la réputation de triompher de toutes les affections oculaires, même des amauroses et des cataractes'; croyance exagérée, sans doute, mais il faut bien que cette opinion ait du crédit dans le pays pour justifier la présence aux Bains d'Hercule du certain nombre de cataractes et d'amaurotiques qui s'y trouvent.

Pour mon compte, je suis très-disposé à croire que des gouttes-sereines, non congestives et commençantes, peuvent très-bien s'amender et disparaître même sous l'influence du traitement précédemment décrit. Ces améliorations et ces guérisons me paraissent possibles ; on m'en a rapporté quelques exemples ; cependant je n'ai jamais eu, je l'avoue,

l'occasion d'en observer, tandis, au côn-
traire, que j'ai vu plusieurs cas d'amaurose confirmée où la médication employée
auprès de la Source des Yeux avait été
complétement inefficace.

J'ai dit ailleurs [1] que j'avais fait connaissance, à Craïova, capitale de la petite
Valachie, avec un ouvrier maçon, Albanais d'origine, qui, à l'exemple de certains oculistes, traitait, par abaissement,
les cataractes à l'aide d'un instrument en
fer de lance fort ressemblant à l'aiguille
de Celse. Parmi les résultats de sa pratique on m'a cité le fait de deux malades
qui, opérés par lui sans aucun avantage,
se seraient rendus, au bout de quelques
semaines et d'après ses conseils, aux
Bains d'Hercule, où ils auraient trouvé
leur guérison par la méthode suivie au
pavillon de la Fontaine ophthalmique.

Dans ces deux cas existait-il, en même
temps qu'une cataracte, abaissée par l'aiguille de l'ouvrier maçon, une paralysie
de la rétine que les eaux sulfureuses auraient dissipée ? Ou bien ici les cristallins,

____

[1] *Union médicale*, 1854, p. 176.

broyés et non abaissés, auraient-ils été résorbés sous l'influence des vapeurs excitantes du liquide thermo-minéral. Cette dernière supposition est peut-être la plus acceptable, et pourtant, en l'admettant, on a encore à se demander si la Source des Yeux a coopéré, d'une manière bien réelle, à l'arrivée d'un événement qui survient quelquefois d'une façon spontanée, sans l'intervention d'aucun agent thérapeutique, après le broiement de la lentille cristalline.

S'il est permis d'avoir des doutes légitimes sur la part qui revient au procédé hongrois dans l'heureuse terminaison de la maladie chez les deux opérés de l'oculiste albanais, on doit reconnaître qu'il est possible de comprendre et d'expliquer maintenant, grâce à des acquisitions faites récemment par la science, la guérison d'un certain nombre de cataractes demi-molles, et morgagniennes surtout, par un traitement purement médical, notamment par l'emploi des vapeurs thermales, dont l'étude fait en grande partie l'objet de ce mémoire. L'on peut dire, en effet, aujourd'hui, avec

presque certitude, que les émanations gazeuses de la Source des Yeux ne doivent
pas borner seulement leur action à la
surface de l'organe oculaire, mais qu'elles
pénètrent encore profondément dans ce-
lui-ci par suite de la *perméabilité cornéale,*
découverte et si bien démontrée par les
expériences décisives de MM. Bussy, père
et fils, et Gosselin [1].

Cette propriété endosmotique, que les
cas dont parle Beer de cataractes laiteuses
produites par les vapeurs d'acide nitrique
auraient dû faire pressentir, permet aux
éléments volatils et aux principes fixes
entraînés de l'eau minérale, de traverser
les lames de la cornée transparente, les
chambres de l'œil, et de se porter, dans
leur trajet intra-oculaire, sur tous les
points, même les plus reculés de l'organe
de la vue. Ainsi la découverte précieuse
de MM. Bussy et Gosselin a fait entrer
dans la science un mode de traitement qui,
pour une certaine classe de maladies, au
moins les cataractes et les amauroses, n'ap-
partenait qu'au domaine de l'empirisme.

[1] *Bull. de l'Acad. imp. de méd.,* séance du
7 août 1855.

Mon séjour aux Bains d'Hercule n'a pu être suffisamment prolongé pour qu'il m'ait été permis, on le devinera sans peine, de recueillir des observations tant soit peu concluantes, en faveur de la médication en usage à l'Augen-Brunnen contre les opacités du cristallin. Il me semble cependant que les considérations précédentes et l'exposé des noms et des faits qui va suivre peuvent fournir la preuve que la réputation dont jouit, parmi les populations roumaines, l'*Apa pentrou oki*, dans le cas dont il s'agit, n'est peut-être pas dénuée de toute espèce de fondement :

Boerhaave, Demours, Chelins, Bénédict, etc., ont regardé comme très-possible, et sans le secours d'une opération, la guérison des cataractes commençantes. Gondret est allé plus loin et a prétendu avoir réussi, même quand la maladie est entièrement confirmée. De nos jours, le traitement des empiriques, l'emploi de la belladone non compris, bien entendu, amènent assez souvent des améliorations sensibles de la vue. Chez des cataractés, en favorisant la résorption partielle de cette matière molle répandue à la surface du cristallin, que les chirurgiens partisans de l'extraction rencontrent presque toujours chez leurs opérés [1], et que Maître-Jan appelle les *accompagnements* de la cataracte [2]. De son côté, M. Guépin, qui est à la recherche des modificateurs de l'endosmose et de la circulation capillaire de l'œil, et qui en trouverait un des plus efficaces, si je ne me trompe, dans le procédé hongrois, M. Guépin, dis-je, traite médicalement aussi, et avec succès, ce genre d'affection, transformant préalablement, quand il le faut pour abréger la durée de la médication, les cataractes dures en cataractes molles, à l'aide de l'acupuncture [3]. D'après le sentiment de M. Sichel, il serait possible de recueillir des avantages, par l'emploi des moyens non chirurgicaux, toutes les fois que l'opacité de l'appareil cristallinien est sous la dépendance des phlegmasies des membranes internes et des maladies constitutionnelles telles que la syphilis et le

[1] Courserant, Acad. des sciences, 19 fév. 1855.

[2] *Traité des maladies de l'œil*, p. 120, 126, 127, 134.

[3] *Bull. de thérap,*, 15 nov. 1857 et 15 juin 1860.

rhumatisme[1]. Enfin, sans admettre les merveilleuses propriétés complaisamment accordées à certaines sources sanitaires dans les trois immenses compilations : *De Balneis, De Thermis, De Aquis*[2], documents à peu près sans valeur aujourd'hui ; sans accepter, pas plus que le docteur Helfft, tous les *résultats brillants* annoncés par un grand nombre de médecins des stations thermales allemandes, l'on doit reconnaître, avec ce dernier auteur, que l'intervention des eaux minérales peut être extrêmement efficace au début de la cataracte[3], quelquefois même dans une période plus avancée : en effet, M. Petrequin, qui a cité plusieurs cas d'amauroses guéries par les eaux d'Aix-en-Savoie, a emprunté à la pratique de M. Despine père une observation de cataracte laiteuse confirmée, dans laquelle les mêmes eaux, employées en

---

[1] *Icono. ophth.*, 1852-8, chap. v.

[2] *De Balneis apud Græcos, Latinos et Arabas*, 1553.

De Thermis Andreæ Baccii, lib. III, 1571.

De Aquis medicatis Joannis Bauhini, lib. III, cap. xx, 1617.

[3] Loc. cit., p. 522.

bains, douches, *vapeurs*, amenèrent un résultat des plus heureux. [1]

Une affection qui me paraît encore devoir être souvent enrayée dans sa marche, et même, si elle n'est pas trop avancée, entièrement guérie par les vapeurs minérales, telles qu'elles sont administrées aux Bains d'Hercule, c'est la tumeur lacrymale, si fréquemment abandonnée à elle-même ou prématurément livrée aux ressources chirurgicales. On s'empresse bien des fois, en effet, d'invoquer contre elle l'*ultima ratio* de l'art sans essayer de recourir, au préalable, à un traitement purement médical, dont l'application pourrait être si utile dans une foule de cas. Les anciens auteurs, André Baccius, Jean Bauhin, etc., recommandent bien, il est vrai, l'usage des eaux dans les engorgements et les oblitérations du conduit des larmes ; de notre temps aussi, le docteur Helfft conseille également l'emploi local de la Soole, avec ou sans addition de *mutterlauge*, pour combattre les

[1] *Recherches sur l'action des eaux d'Aix-en-Savoie*, p. 25, 26, 27, 29.

sténochories du canal lacrymal[1] ; cependant on peut dire d'une manière générale que, jusqu'à ce jour, cette maladie est restée en dehors du domaine de la thérapeutique hydrominérale, malgré les succès de Th. Bordeu à Baréges. Cet illustre médecin cite, en outre, un exemple d'entière guérison dont il fut témoin aux Eaux-Bonnes. Cette fois l'administration seule de la douche locale procura l'ouverture du canal des larmes et fit disparaître la tumeur du sac lacrymal[2]. Je cite d'autant plus volontiers ces faits, empruntés à la pratique de celui qu'on a proclamé l'*Hippocrate des eaux,* qu'ils ne me paraissent pas avoir fixé, comme ils le méritent, l'attention des chirurgiens.

VII

CONTRE-INDICATIONS.

Les inflammations aiguës, un état de congestion active vers les yeux ou vers le cerveau, me paraissent contre-indiquer

[1] Loc. cit. p., 525.
[2] *Œuvres complètes*, Ed. de Richerand, p. 886.

l'emploi du procédé que je viens de décrire. Il en est de même des cas où l'on aurait à craindre, du côté de l'organe de la vue, la répercussion d'un travail physiologique ou morbide. J'ai recueilli l'histoire d'un jeune homme qui, s'étant rendu au pavillon de la Source des Yeux, pour une kératite légère, avec complication de taies anciennes de la cornée, et chez lequel existait, en même temps, une blennorrhagie urétrale récente, fut pris d'une ophthalmie purulente pendant le cours du traitement. Faut-il expliquer l'arrivée de celle-ci par le transport direct sur l'œil du pus gonorrhéique et absoudre la médication thermale de toute participation à cette maladie? Ou bien doit-on reconnaître que l'action irritante des vapeurs sulfureuses a pu déterminer sur la muqueuse oculo-palpébrale, une métastase de l'inflammation de l'urètre, métastase qui, seule, sert à rendre compte d'un certain nombre de cas de blennorrhagie oculaire? L'une ou l'autre de ces deux opinions me paraît ici également admissible.

On a beaucoup vanté, et avec juste

raison, l'usage des eaux minérales pur-
gatives de Carlsbad, Hombourg, Kissin-
gen, Marienbad, etc., dans les désordres
de l'appareil de la vision, nés sous l'influence d'une suppression des hémor-
roïdes ou de certains dérangements
menstruels. Je crois pourtant que ces
mêmes affections pourraient, au contraire, dans quelques circonstances, être
bien souvent aggravées par le genre de
traitement usité à l'établissement hongrois, ainsi que le prouve le fait suivant :
Une fille de Bucharest, âgée de dix-sept
ans, avait eu, dès son enfance, de nombreuses conjonctivites, dont elle avait
été débarrassée au pavillon de l'Augen-
Brunnen, depuis assez longtemps déjà,
quand arriva pour elle l'âge de la pu-
berté. Deux ans après, cette demoiselle,
douée alors d'une santé parfaite, eût un
jour l'imprudence de plonger ses jambes
dans l'eau froide au milieu des phénomènes qui présageaient une menstruation
prochaine. A partir de ce moment, l'écoulement des règles fut moins abondant et
une ophthalmie se déclara, avec aggra-
vation marquée à chaque retour de l'é-

vacuation mensuelle. Un pareil état per-
sistant depuis six mois, malgré les exutoires, les préparations martiales et les
purgatifs, plus ou moins bien employés,
l'intervention de la Source des Yeux, en
Hongrie, fut de nouveau réclamée. Cette
seconde tentative fut moins heureuse que
la première, car l'excitation produite sur
la conjonctive, par les vapeurs thermo-
sulfureuses, *aux approches d'une époque
menstruelle*, y détermina une inflammation des plus vives, aux dépens de la
fluxion physiologique de l'utérus, qui fut
à peu près nulle[1]; les règles, en effet,
ne firent, cette fois et depuis, qu'une très-
faible apparition.

Cette ophthalmie, que l'on peut appeler
menstruelle, avec les auteurs allemands,
si l'on s'en tient *seulement* au point de vue
étiologique, car son siége et ses carac-

[1] J'ai signalé, dans plusieurs autres mémoires, l'antagonisme existant entre un grand
nombre d'affections et la fonction cataméniale,
en faisant observer, en même temps, qu'il était
bien souvent exagéré et devenait quelquefois
compromettant pour la vie des malades, par
l'emploi des eaux minérales, et surtout par
l'administration inopportune de la douche, remarque entièrement nouvelle, dont j'ai démon-
tré ailleurs l'importance pratique.

tères ne me présentèrent rien de particulier, fut extrêmement opiniâtre. Cependant la suppression d'un exutoire établi au bras, et, en l'absence de tout symptôme de chloro-anémie, celle des ferrugineux, remplacés par l'application d'un cautère à la cuisse, et l'usage longtemps continué des aloétiques, aidés par l'emploi périodique de sangsues aux extrémités inférieures, conformément aux préceptes de Barthez[1], finirent par ramener la fonction à son état normal et triomphèrent complétement de la maladie.

VIII

MODE D'ACTION DU TRAITEMENT.

La médication suivie au pavillon de la Fontaine Ophthalmique de Hongrie exerce, ce me semble, dans les différentes affections précédemment énumérées, une action multiple : *substitutive, dérivative* et *antidiathésique.*

A. Les émanations gazeuses du li-

[1] *Mémoires sur le traitem. méthod. des fluxions.* 1816, p. 6, 9 et *passim.*

quide thermal, mises en contact avec les tissus phlogosés de l'appareil visuel , jouent évidemment le rôle d'agent de substitution, car leurs principaux éléments sont de nature irritante. En effet :

1° On sait que le gaz acide sulfhydrique, abondamment dégagé ici par la source minérale, excite et enflamme les conjonctives. C'est lui qui détermine l'*ophthalmie thermale* observée dans divers établissements, et notamment à Schinznach, où cet effet physiologique des eaux a été élevé au rang d'un moyen thérapeutique. L'ophthalmie méphitique des vidangeurs, des égoutiers, des individus employés au curage des ports, etc., lui est due en partie. Sans aucun doute, c'est l'action irritante de ce gaz, insuffisante alors pour devenir curative, sur ses yeux et ses paupières malades, qui força Horace à quitter, bien à regret, la délicieuse ville de Baïes, station thermale la plus célèbre de toute l'antiquité, que Martial appelle *Littus beatæ Veneris aureum*, et dont notre poëte nous parle en ces termes non moins enthousiastes :

Nullus in orbe locus Baïs prælucet amœnis.

A la manière de l'azotate d'argent, l'acide sulfhydrique, agent substitutif comme lui, avive les surfaces morbides, pour les ramener après à leur vitalité normale, et provoque, par la fréquence et l'intensité de son application, chez les malades traités à l'Augen-quelle, une série d'*inflammations thérapeutiques,* aiguës et légères, pour faire disparaître ensuite des *inflammations pathologiques* chroniques et rebelles.

2° L'acide carbonique, mêlé aux autres gaz et aux vapeurs de la Source Ophthalmique, se comportera de même ; son action sur l'appareil visuel est, en effet, excessivement irritante ; les citations suivantes le prouveront :

« Dirigé en douches sur la muqueuse oculaire, dit M. Bodé, le gaz acide carbonique y provoque un prurit intense extrêmement douloureux, et il devient impossible de prolonger ces douches au delà de quelques secondes [1]. »

Voici ce que nous a appris, à son tour, M. le docteur Herpin, de Metz, dans une

---

[1] *Nauheim und Seine Sool-quellen.* Cassel, 1853.

très-intéressante note sur les effets de ce gaz dont les médecins allemands ont, dans ces dernières années, vulgarisé l'emploi auprès d'un grand nombre de leurs fontaines minérales :

« Lorsqu'on expose l'œil à l'action d'un jet de gaz carbonique, on éprouve un picotement très-vif, un sentiment d'ardeur et même de brûlure si intense, que l'on peut à peine supporter pendant deux à trois secondes l'action d'un faible courant de gaz ; les larmes coulent en abondance, la cornée devient très-brillante, les mouvements de l'iris sont plus rapides, la vue devient plus claire et plus perçante [1]. »

D'un autre côté, nous lisons dans l'ouvrage du docteur Helfft le passage qui suit :

« On peut se convaincre facilement de l'effet de l'acide carbonique sur l'œil lorsque, retenant son haleine, on tient la tête au-dessus d'une couche de ce gaz ; la violente irritation qu'on éprouve alors dans les yeux non malades, la sensation

[1] *Acad. des sciences.* Séance du 14 mai 1855.

aiguë, piquante et brûlante, qui rougit ces organes et fait couler d'abondantes larmes, prouvent que les nerfs et le système sanguin capillaire sont fortement affectés. Les douches de gaz sur les yeux produisent un effet moins fort, parce que le gaz agit alors mélangé avec l'air atmosphérique ; cependant il ne faut les permettre que dans les inflammations torpides de la conjonctive[1]. »

Enfin, M. Boussingault a observé, chez les ouvriers mineurs des Cordillères, que l'action de l'acide carbonique sur les yeux est tellement évidente, que sous l'influence longtemps continuée de ce gaz, la vue s'affaiblit et finit par se perdre[2].

3o Quant à l'azote, dont les usages médicinaux sont presque nuls ou à peine entrevus[3], il est difficile de préciser quels sont et son mode d'action et sa part d'influence dans les effets du traitement employé à l'Augen-Brunnen de la station hongroise. M. Teste a avancé

[1] *Handbuch der Balneotherapie*, p. 523.
[2] *Dictionnaire des eaux minérales*, t. I, p. 79.
[3] Mérat et Delens, *Dictionnaire*, t. I, p. 513.

qu'il réussissait très-bien, à la manière des excitants dans les maladies asthéniques en activant la circulation[1]; tandis, au contraire, que M. le docteur Herrera le fait respirer à l'établissement de Penticosa, en Espagne, dans les affections pulmonaires, pour déprimer la vitalité et diminuer l'irritation morbide des organes[2], pratique justifiée par les expériences de Marc et l'opinion de quelques chimistes qui trouvent dans la présence d'une certaine quantité d'azote l'explication des propriétés sédatives de certaines eaux minérales, de la source Barzun, par exemple, à Baréges[3].

Il n'est pas impossible que l'azote produise des effets stupéfiants ou d'excitation, suivant les conditions de son emploi. Ne savons-nous pas que l'acide carbonique, cause d'une vive irritation sur les yeux, ainsi que le prouvent les passages précédemment cités, a été encore vanté comme un calmant dans le traitement des affections utérines, par M. Simpson,

---

[1] *Acad. des sciences*, séance du 19 avril 1847.
[2] *Union médicale*, 3 nov. 1853.
[3] *Gazette des Eaux*, 29 septembre 1859.

d'Édimbourg, et M. Follin ? Ingenhouz aurait, dit-on, découvert le premier cette propriété anesthésique locale de l'acide carbonique, assez nettement indiquée déjà pourtant dans les œuvres de Pline au chapitre *De generibus marmorum*, bien que ce gaz ne fût pas connu alors. Le naturaliste romain, parlant en effet d'une pierre très-probablement calcaire, qu'on appliquait réduite en poudre et délayée dans du vinaigre, sur les parties destinées à être brûlées ou incisées, ajoute qu'après son usage : *Obstupescit ita corpus nec sentit cruciatum* [1].

Si l'assertion, due à M. Teste, se trouvait confirmée, il serait permis de comparer l'action de l'azote, quoique à un degré beaucoup plus faible ici, à celles des acides carbonique et sulfhydrique. Quoi qu'il en soit, je pense que si ce gaz apporte un concours efficace dans le genre de médication étudié en ce moment, c'est moins comme azote, à l'état de corps

---

[1] T. XI, lib. XXXVI, cap. vii. *Parisiis*, 1778. C'est notre très-savant confrère, M. le docteur Colson, de Noyon, qui m'a fait remarquer ce passage. *Suum cuique.*

simple, que sous forme d'ammoniaque, par suite de sa combinaison avec une certaine quantité d'hydrogène, réaction fréquente à l'orifice des volcans et des sources thermales[1].

Au reste, cette dernière question ne pourra être sûrement résolue que par un examen sérieux de l'atmosphère, à limites circonscrites, au milieu de laquelle plonge la tête du malade, au pavillon de l'Augenquelle, travail désirable qui serait sans doute d'un grand intérêt. J'ajouterai, car nous ne sommes plus au temps où Bordeu père écrivait qu'il n'était *ni aisé, ni peut-être utile* de connaître les matériaux entrant dans la composition des eaux minérales[2], j'ajouterai, dis-je, pour compléter le vœu plus haut exprimé, qu'il serait encore à souhaiter que de nouvelles recherches fussent faites et sur la nature, imparfaitement connue, de la Source des Yeux, et principalement sur celle de ses vapeurs spontanées, puisque c'est sur

---

[1] Angelot, *Bulletin de la Société géolog. de France*, séance du 7 fév. 1842.

[2] *Dissert. sur les eaux minér. du Béarn*, 1750, p. 170.

l'emploi de celles-ci surtout que repose la spécialité du procédé hongrois.

Cette dernière analyse est d'autant plus nécessaire que des travaux modernes nous ont appris que beaucoup d'eaux sulfureuses, émanant du calcaire, dégagent à leur point d'émergence de l'ammoniaque[1], trouvée pour la première fois, par Longchamps, dans les sources thermales[2], et dont Liebig a reconnu la présence dans les eaux d'Aix-la-Chapelle, analogues à celles des Bains d'Hercule. Cet alcali, on le sait, est l'agent principal d'une foule de préparations en usage dans la thérapeutique des maladies des yeux. De son côté, M. François, l'habile ingénieur des établissements thermaux, nous a fait connaître que certaines variétés d'eaux salines jettent dans l'air des produits bitumineux[3] ; celles d'Euzet, par exemple, appartenant aussi, comme celles d'Hercule, aux sulfurées calciques, en émettent abondamment et sont employées

---

[1] Jules Bouis, *Acad. des Sc.*, 13 juillet 1856. Lefort, *Monit. des Hôp.*, 28 nov. 1857.
[2] *Considér. sur la constit. int. du globe*, 1835.
[3] *Annales de la Soc. d'hydr.*, t. I, 1855.

avec avantage dans les ophthalmies anciennes et rebelles. Les bitumes, aujour-
d'hui à peu près complétement abandon-
nés dans le traitement des affections oculaires figurent pourtant sur un grand
nombre de cachets oculistiques romains.

Enfin, dans les vapeurs spontanées de
plusieurs sources minérales, l'on a trouvé:
à Plombières, de la matière organique
et des traces de matières salines[1]; à Vichy,
des carbonates d'ammoniaque, de soude
et de l'iode[2]. M. Beaude a vu à Borcette,
suspendues à la voûte d'un caveau en
maçonnerie, des efflorescences salines,
dues sans doute à la condensation du
chlorure de sodium contenu dans les
produits gazéifiés de l'eau minérale[3]; à
Néris, la vapeur concentrée du puits de
César a fourni de la matière organique
et une certaine quantité encore de chlorure de sodium, sel qui a été considéré,
de tout temps, comme un puissant anti-
ophthalmique[4]. L'air de la salle d'inha-

[1] Lhéritier, *Annales de la Soc. d'hydrol.*, 1855.
[2] Petit, *De la mat. org. des eaux de Vichy.*
Union méd., 22 mai 1855.
[3] *Gazette hebdom.*, 13 avril 1855.
[4] J. Lefort, *Ann. de la Soc. d'hydrol.*, t. IV,
p. 378.

lation, à Allevard, renferme des proportions sensibles d'iode, du soufre, en cristaux d'une ténuité extrême, et divers sels minéralisateurs, etc., etc. [1].

Tous ces faits, recueillis par des observateurs d'un grand mérite, nous autorisent à conclure qu'il doit exister très-probablement, dans les émanations de l'*Apa pentrou oki*, dont la composition est fort analogue à celle de la plupart des sources que j'ai désignées, outre les gaz sulfhydrique, carbonique et azote unis au calorique et à la vapeur d'eau, d'autres principes dont la connaissance et la part d'intervention, dans les résultats du traitement, seraient très-utiles à signaler.

B. Le procédé hongrois exerce une *action dérivative*. N'est-il pas évident que la sécrétion abondante de la muqueuse conjonctivale, de la glande lacrymale, des glandules de Meibomius, de la membrane de Schneider, que la sueur copieuse du cou, de la face et du cuir chevelu, provoquées par les vapeurs chaudes et excitantes de l'eau sulfureuse, doivent avoir pour consé-

[1] Patissier, *Rapport sur les eaux min. de la France*, pour les années 1851 et 1852.

quence obligée, dans un grand nombre
de cas, le déplacement de l'irritation
morbide fixée sur les divers éléments,
externes ou internes, de l'appareil oculo-
palpébral? Ce travail révulsif est d'autant
plus facile à comprendre qu'il arrive
parfois que l'excitation produite par les
émanations thermo-minérales fait naître
au pourtour des yeux, sur les pommettes,
le front et les tempes, une éruption abondante de vésicules miliaires, véritable
poussée des eaux.

L'usage en boisson de la même eau ou
de celle de la Karls-Brunnen, auquel se
soumettent bon nombre de malades, agit
aussi comme médication transpositive,
si la quantité ingérée en est assez grande
pour déterminer un effet laxatif qu'on
sollicite assez souvent par les sels de
Carlsbad, en Bohême, dont l'emploi est
fort en vogue dans presque tous les établissements thermaux de l'Allemagne.

Cette action dérivative sur la peau ou
les intestins est, selon moi; la moins
importante au point de vue curatif :

Dans la pratique ordinaire, les plus
beaux résultats thérapeutiques, dont nous

sommes les témoins, se préparent silen-
cieusement dans nos organes et s'accom-
plissent sans perturbation et sans crises :
rappeler le mode d'agir du mercure, du
quinquina, de l'iode, du fer, etc., c'est
donner une éclatante confirmation à cette
remarque, qui trouve également sa place
en hydriatrie minérale. Car les eaux
thermales nous rendent incontestablement moins de services par l'abondance
des sueurs, la quantité des urines ou le
nombre des gardes-robes qu'elles provo-
quent, effets qu'il serait facile de demander aux agents journaliers de la matière
médicale, sans forcer les malades à des
déplacements presque toujours fort coû-
teux, que par une action spéciale, altérante et dynamique, qu'il n'est pas toujours en notre pouvoir de remplacer.
C'est cette dernière surtout qui favorise
la résorption des caillots apoplectiques
et guérit les paralysies d'origine céré-
brale, comme je l'ai dit ailleurs [1] ; c'est
elle qui dissipe les engorgements viscé-
raux rebelles, fait disparaître les endo-

____

[1] *Annales de la Soc. d'hydrol. de Paris*, t. II,
p. 89.

cardites rhumatismales, résoudre quelquefois, comme par enchantement, certaines tumeurs blanches, et détruit le principe des diathèses, cause si fréquente des maladies tributaires de nos fontaines. Aussi est-on en droit de conclure que dans la plupart des stations, même dans celles où la croyance aux rétrocessions morbides et aux effets révulsifs des eaux préside à la direction du traitement, le plus grand nombre des améliorations et des guérisons surviennent sans travail dérivatif, sans phénomènes critiques, mais sont dues principalement à l'action directe et aux propriétés particulières du liquide hydrominéral sur les organes affectés.

Les médecins, de moins en moins nombreux, qui ne partagent pas l'opinion que je viens d'émettre, seront sans doute tentés d'attribuer à l'action purgative des eaux toute la gloire des succès obtenus auprès de la Source Ophthalmique. Cette manière d'interpréter le mode d'agir du procédé hongrois entraînerait dans une grave erreur : en effet, on peut avancer, sans crainte d'être taxé d'exagération, que l'immense majorité des malades, réunis aux Bains d'Hercule, a déjà usé et abusé des purgatifs, sous toutes les formes, car tous y viennent de pays où la médecine évacuante est en grand honneur et où chaque praticien a pour ainsi dire inscrit sur sa bannière, comme maxime fondamentale et presque unique de son art, le *qui bene purgat bene curat*, cri aphoristique qui retentit depuis si longtemps et de nos jours encore dans les universités allemandes [1]. Si donc les lésions oculaires, réclamant l'intervention de la Source des Yeux, ont résisté jusque-là à de nombreuses superpurgations, il n'est pas présumable qu'à l'action laxative seule de cette eau appartienne tout le mérite de leur guérison. Au reste, j'ai vu quelques malades s'en tenir exclusivement au traitement par les vapeurs sulfureuses et s'en trouver parfaitement bien : témoin entre autres un jeune boyard de Bucharest, M. G. B., qui, atteint d'une blépharite chronique, contre laquelle on avait épuisé en vain

[1] Hufeland, *Manuel de méd. prat.*, p. 129.

toute la série des collyres, des pommades, des exutoires et surtout des purgatifs de toute espèce, fut débarrassé entièrement de son mal après cinq semaines d'une médication simplement externe à la fontaine des Yeux, de Hongrie.

Enfin, comme dernière preuve que l'efficacité de l'Augen-quelle n'est pas due spécialement à la vertu purgative de cette source, je rappellerai le peu de faveur dont jouissait l'*Apa pentrou oki* dans le siècle précédent, c'est-à-dire avant l'emploi de la méthode usitée aujourd'hui. Paschal Caryophillus n'en dit pas un mot, en effet, dans les trois éditions de son livre *de Thermis Herculanis*, ni dans sa dissertation épistolaire, ayant pour titre : *De usu et præstantia thermarum Herculanarum*. De son côté, le professeur Cranz, instruit par les renseignements qu'il avait recueillis et par les observations de son ami Gabriel Zagoni, faites sur les lieux mêmes, ne paraît pas avoir une grande confiance dans les propriétés des Ophthalmiques ; ces fontaines n'ont, selon lui, qu'une réputation précaire et portent un nom qui n'a pu encore être ennobli :

Nomen quod in hodiernam diem nobilitari non potuit [1].

C. Aux actions substitutive et dérivative, opérées par ce genre de traitement, il faut associer en outre une influence générale *antidiathésique ;* car les principes médicamenteux, emportés avec ou par la vapeur de l'eau sulfureuse, n'agissent pas seulement à la manière d'un topique ou d'un révulsif, ils sont, de plus, absorbés et par l'appareil oculaire, et surtout par la vaste surface pulmonaire, l'étroit espace dans lequel se trouve enfermée la tête du malade, aux Bains d'Hercule, pouvant très-bien être considéré comme une véritable chambre d'inhalation. Le procédé hongrois réunit, en effet, les avantages des deux espèces de fumigations, admises en thérapeutique : les fumigations locales et celles par aspiration [2].

L'eau minérale, usitée en boisson, produit aussi sur l'ensemble de l'économie, par ses principes constituants ab-

[1] Loc. cit., p. 13.

[2] *Suppl. au dict. univ. de thérap.,* ou t. VII, p. 315.

sorbés : soufre, iode, brôme, etc., une action altérante plus ou moins prononcée. C'est là, suivant la remarquable expression de Th. Bordeu[1], un *médicament général* qui, s'adressant aux états morbides constitutionnels, c'est-à-dire aux diathèses scrofuleuse, herpétique, rhumatismale, etc., isolées ou combinées entre elles, exerce sa puissance sur le mal à venir, comme sur le mal présent, en corrigeant et en finissant par détruire la tendance aux récidives.

IX

AVANTAGES DU PROCÉDÉ HONGROIS.

Le procédé décrit dans ce mémoire a, sur les pratiques thérapeutiques généralement employées dans le traitement des affections chroniques des yeux, des avantages qui me paraissent précieux : non-seulement il épargne les souffrances et les ennuis du pansement, qui se répètent chaque jour pour un certain nombre de

[1] *L'usage des eaux de Baréges et du merc pour les écrouelles,* p. 90.

malades, mais il rend encore la guérison plus facile, et, certainement, beaucoup plus prompte.

Les méthodes usuelles, que je résumerai en quelques lignes, se réduisent presque toutes : à des instillations sur l'œil de collyres plus ou moins irritants ; dans l'emploi de pommades de même nature sur le bord libre des paupières ; en insufflations de poudres sur la cornée transparente ; en applications directes de sulfate de cuivre ou d'azotate d'argent solides, sur la surface antérieure du globe oculaire et sur ses annexes, etc.

Presque tous ces moyens déterminent de la douleur, une vive cuisson ; ils fatiguent les malades, qui, bientôt, les prennent en véritable aversion et ne veulent plus s'y soumettre. Quelques-uns doivent être appliqués plusieurs fois par jour ; d'autres, tels que l'emploi du crayon d'azotate d'argent ou de sulfate de cuivre contre les ophthalmies granulaires, exigent et beaucoup de bonne volonté de la part du patient, et une grande habileté du côté du chirurgien, dans le renversement surtout des paupières, opération assez difficile dans quelques cas, presque toujours très - douloureuse, et encore ne parvient-on pas, par son usage, à atteindre les végétations granuleuses voisines des sillons ou rainures oculo-palpébrales.

A tous ces ennuis, à toutes ces douleurs, à toutes ces imperfections, inséparables des méthodes ordinaires de traitement, vient de plus se joindre, dans l'emploi *préalable* de celles-ci, un inconvénient considéré, par tous, comme fort grand : je veux parler de la nécessité où l'on est chaque jour de bien déterger les paupières et les yeux, de faire disparaître avec soin, avant l'application du médicament, la chassie et les croûtes existant ordinairement dans les ophthalmies catarrhales anciennes, les blépharites chroniques, etc., inflammations fréquentes et rebelles.

Ce *pansement préparatoire*, cette *toilette des yeux* est indispensable alors, et pourtant combien n'est-il pas douloureux, même pratiqué avec une éponge ou une compresse très-fines ! Il exige un temps très-long, amène souvent l'arrachement de quelques cils, irrite fortement les ul-

cères du bord libre des paupières, et
déchire presque toujours les cicatrices
de formation récente. Les enfants, et
n'oublions pas de remarquer ici que c'est
dans le jeune âge surtout que les affections citées plus haut sont communes,
les enfants, dis-je, s'agitent et poussent
des cris pendant cette opération; aussi
est-il bien rare que chez eux les amas de
mucosités épaisses soient complétement
enlevés et que les petites plaies palpébrales soient détergées d'une façon satis-
faisante. Le pus concrété reste dans le
fond de ces dernières, y fait l'office d'un
corps étranger dont la présence non-
seulement entretient indéfiniment par
elle-même la maladie, mais s'oppose encore à l'effet du traitement, car ce corps
étranger laisse glisser la pommade ou le
collyre, qui, appliqués ainsi à distance de
la surface lésée, sont sans action avanta-
geuse sur l'issue du mal contre lequel on
les destinait.

La pratique en usage à la Fontaine
Ophthalmique des Bains d'Hercule est
exempte de tous ces inconvénients plus
ou moins graves; aussi les malades, à

quelque âge qu'ils appartiennent, s'y soumettent-ils sans la moindre répugnance. Son emploi est facile; il ne détermine aucune espèce de douleur, à part quelques picotements supportables et un sentiment de chaleur brûlante, mais de courte durée, à la fin de la séance. Avec elle, aucun point de l'organe affecté n'est soustrait à l'influence de l'agent médicamenteux qui pénètre partout. Épargnant les souffrances et les dangers de la *toilette des yeux*, elle déterge parfaitement le fond des ulcères palpébraux, qui peuvent recevoir après, d'une manière immédiate, par conséquent plus efficace, l'action des principes auxquels les malades demandent leur guérison; enfin, ce qui n'est pas d'une médiocre importance, elle respecte les cicatrices nouvellement formées. Les personnes dont les cils sont adhérents le matin, par le produit d'une sécrétion morbide, n'essayent pas, à leur réveil, de condamner leurs yeux à de longs et douloureux lavages, mais confient aux vapeurs de l'eau thermale le soin de nettoyer et d'ouvrir leurs paupières, sans efforts et sans tiraillements.

Le procédé hongrois a sur les autres le mérite d'une application facile et tout à fait innocente, je viens d'en donner la preuve ; il a, en outre, celui d'amener une guérison beaucoup plus prompte, remarque applicable, d'une manière générale, à toutes les maladies soumises à ce genre de médication, mais plus particulièrement aux cas de conjonctivites, car l'action salutaire des vapeurs thermo-minérales sur les membranes muqueuses, avec lesquelles elles sont en contact, est le plus souvent extrêmement rapide. Cette dernière assertion, fruit de mes observations personnelles sur ce sujet, se trouvera confirmée par le récit des faits qui suivent ; ils ne sont point tous, il est vrai, directement afférents à l'objet de mes études présentes, mais ils s'en rapprochent pourtant beaucoup et méritent, à ce titre, d'être consignés ici :

1º M. Vidal fils nous apprend qu'il fut frappé par la rapidité de la guérison d'une conjonctivite rhumatismale chez une dame de Lyon, qui, n'ayant pu supporter l'usage des bains préalablement prescrit, fut envoyée au *vaporarium* pendant la durée de sa cure [1].

2º De mon côté, j'ai vu à Amélie-les-Bains, pendant la durée d'un hiver entièrement passé dans les établissements thermaux des Pyrénées-Orientales, un homme, atteint d'une affection herpétique générale et d'une ophthalmie torpide très-ancienne, être tout à fait débarrassé de celle-ci après sept ou huit bains d'étuve, alors que la dartre cutanée ne paraissait point encore sensiblement modifiée par ce genre de traitement.

. 3º J'ai recueilli à Néris, il y a une douzaine d'années, de la bouche du médecin inspecteur, l'histoire d'un malade, qui, frappé de laryngite chronique avec aphonie presque complète, et soumis sans succès, depuis fort longtemps, à de nombreuses médications, fut, au bout de quelques séances seulement d'aspiration des gaz et des vapeurs émanés du puits de César, entièrement guéri; à tel point que, nommé bientôt après procureur de la République, ce nouveau magistrat pou-

' *Essai sur les eaux d'Aix, en Savoie*, 1851, p. 89.

vait plaider, presque chaque jour, sans aucune fatigue[1].

4° Enfin le passage suivant, emprunté à l'ouvrage d'Anglada, est plus significatif encore et justifie la remarque à l'appui de laquelle j'invoque les faits en ce moment exposés : « L'efficacité de l'étuve est quelquefois si prompte, dit le savant professeur de l'école de Montpellier, que mon père a vu des personnes enrouées pénétrer par curiosité dans l'étuve d'Arles, n'y rester que trois minutes et être fort étonnées, à leur sortie, d'avoir recouvré le timbre de leur voix[2]. »

———

X

SPÉCIALITÉ DU PROCÉDÉ HONGROIS DANS SON MODE D'APPLICATION.

Parmi les agents, si nombreux et si variés, enregistrés dans les écrits sur la thérapeutique des maladies des yeux, les vapeurs ammoniacales recommandées

---

[1] *Traité des eaux min. des Pyr.—Orient.*, t. II, p. 342.

[2] *Trait. des malad. des yeux*, trad. de Léveillé, 1811.

par Scarpa et par Gisseler[1] ; les courants d'acide carbonique artificiellement produit, préconisés par Rognetta[2], et qu'on peut administrer à l'aide de certains appareils spéciaux comme celui, par exemple, du docteur Margulies, de Londres[3] ; les collyres gazeux, celui de Leayson et tant d'autres, etc., ont bien quelque analogie, dans leur mode d'emploi, avec le procédé que je fais connaître, mais ces genres divers de médication sont loin de ressembler à ce dernier. Il en est de même des fumigations dirigées, si l'on veut, avec la petite machine du lampiste Chevallier[4], le *néphogène* d'Henri Tirmann[5], etc., soit de feuilles de belladone, soit de graines de millet, tant vantées par Avicenne contre ce qu'il nomme l'ophthalmie venteuse[6], soit de foie bouilli de l'anguille, du porc, du bouc,

[1] *Annali di chimica*, Mag., 1859.

[2] *Traité d'ophthal.*, 2e édit., p. 34.

[3] *Union méd.*, 19 octobre 1854.

[4] Furnari, *Traité des mal. des yeux*, p. 106.

[5] *Bull. de l'Acad. imp. de méd.*, séance du 10 mai 1859.

[6] *De cura ophthal. vent., can. med.*, fen. III, tract. I, cap. XIII, p. 541, 1595.

du bœuf, du mouton, de *couleur noire*
surtout, conformément aux préceptes
de l'ancienne doctrine des *signatures*.
Ces dernières fumigations, impropre-
ment appelées azotées, puisqu'elles
ne renferment pas la moindre trace de
matière organique, d'après M. Torresini[1],
dont ' l'analyse justifierait l'opinion de
M. Baizeau, qui regarde les vapeurs de
l'eau chaude comme aussi efficaces
qu'elles[2], ont été recommandées d'abord
par Galien, puis par Aétius, Paul d'Égine,
Actuarius, etc., et sont depuis fort longtemps un remède populaire contre l'hé-
méralopie, en Chine, en Russie, en Polo-
gne, et dans un grand nombre de provinces
de l'Italie et du midi de la France, où je
les ai vues plusieurs fois employées. On
peut en dire autant des émanations d'iode
portées sur l'œil dans les cas d'ophthalmies scrofuleuses[3], et de celles encore
de soufre enflammé auxquelles un maître
de poste des environs de Paris eut re-

---

[1] *Gaz. hebd.*, 17 sept. 1858.
[2] *Union méd.*, 14 août 1858.
[3] Bouchet, *Bull. de thérap.*, 28 fév. 1854.

cours avec succès contre une paralysie de la paupière supérieure[1]. A cette occasion, je rappellerai que Nysten regardait le gaz acide sulfureux obtenu en brûlant du soufre sur une pelle chaude et dirigé à l'aide d'un entonnoir, comme pouvant remédier à l'amaurose commençante en irritant la conjonctive, qui, suivânt la remarque de Desbois de Rochefort. finit par s'enflammer quand l'action de ce gâz sur l'organe visuel se répète trop fréquemment[2].

Dans tous les temps et dans tous les pays, certaines sources ont été reconnues salutaires pour obtenir la guérison des maladies des yeux. *Quædam juvant oculos*, dit Sénèque le philosophe, en parlant des eaux minérales[3]. Alcadinus, Ugulinus et Jean Élysius, de Naples[4], citent un grand nombre de fontaines comme étant utiles dans une foule d'affections de l'œil et des pau-

[1] *Cours de Marjolin*, an. 1834.

[2] *Dict. des Scienc. méd.*, t. XVII, p. 524.

[3] *Senecæ ad Lucilium quæst. natura*, lib. III, cap. I.

[4] *De Balneis apud Græcos, Latinos et Arabas*, 1553.

pières ; André Baccius, et, après lui, Jean Bauhin ont consacré sur ce sujet tout un chapitre de leurs grands ouvrages *De Thermis* et *De aquis medicatis*. Alhama, Almeria et Segura, en Espagne ; San Casciano, le Clusium des anciens, en Toscane ; Saint-Landelin, dans le grand-duché de Bade ; Schinznach, en Suisse ; Rehbourg, dans le Hanovre ; Ventina, dans les Abruzzes ; Iwonïcz, en Gallicie, etc.; et, en France, Avène, Bétaille, Bourbon-l'Archambault, Capvern, Cauterets, Contrexéville[1], Dieu-le-Fit, les Eaux-Chaudes, Euzet, Foncirgue, Moligt, Orthez, etc., etc., possèdent des eaux d'une efficacité non douteuse dans certaines lésions oculo - palpébrales. Plusieurs sources ont reçu même un nom qui indique cette propriété. Pline a décrit, entre autres, les *eaux ophthalmiques de l'Académie* ou *de Cicéron*, sur le chemin du lac

---

[1] Je crois devoir faire remarquer ici que si, à Contrexéville, le traitement interne provoque assez souvent des accidents graves et même mortels, l'emploi des eaux à l'extérieur n'y est pas toujours entièrement innocent: Mme B... a amené, il y a deux ans, la perte complète d'un de ses yeux par des lotions imprudentes pratiquées chaque jour à la *source du Pavillon*.

Averne à Pouzzoles. Il nous en parle longuement; mais je ne sais sur quel fondement s'est appuyé son annotateur pour avancer que les eaux minérales ne sont salutaires contre les maladies des yeux que dans le cas où l'affection est sous la dépendance d'une inflammation de la conjonctive[1]. Cette assertion impose, à mon avis, des bornes trop étroites à la vertu curative d'un moyen dont l'action bienfaisante peut se faire sentir, non pas simplement sur un seul, mais sur tous les éléments anatomiques de l'appareil de la vision. Fister et Pyrmont, en Westphalie; Tœplitz-Schonau, dans la Bohême, possèdent leur *Augen-Brunnen* ou leur *Augen-quelle*; Celles, Cauterets, Luxeuil, ont leur source *cicéronienne*, leur *puits*, leur *fontaine des Yeux*. Ischia et Guagno leur eau *degli occhi*. A Brousse, au pied du mont Olympe, en Asie, coule la *Gueuzayasma* ou *source sacrée des Yeux*; à Pietra-Pola se trouve l'*Occhiara*, l'*Acqua dei lipposi*; dans le voisinage de Naples, etc., etc. Mais à

---

[1] *Hist. nat.*, trad. d'Ajas. de Grands, t. XVIII.

toutes ces sources l'eau minérale, employée quelquefois en douches, n'est le plus généralement usitée qu'en lotions, qu'en instillations, comme l'est aussi, dans le même but, l'eau de mer, en Egypte, d'après Mackensie [1], et dans plusieurs de nos stations maritimes, notamment à Cette [2].

—

Certaines localités thermales ont, il est vrai, des médications particulières pour le traitement des affections oculaires ; ainsi, j'ai souvent vu appliquer sur les yeux soit de petites masses de barégine ou de sulfuraire, soit différentes autres productions confervoïdes des eaux minérales. Sur les côtes occidentales de la Scandinavie, à Stromstad, Marstrand, etc., on se sert de la vase de la mer du Nord en guise de cataplasme ; c'est là un des procédés d'illutation de la *méthode suédoise*. A Aix, en Savoie, M. Despine fils a imaginé un petit système de douche pour agir directement sur les parties malades, dans les cas de blépharites glan-

[1] Velpeau, *Dict. de méd.*, 2ᵉ éd., t. XXII, p. 180.
[2] Viel, *Des Bains de mer*, p. 78 et suivantes.

dulaires chroniques ; Baden - Baden possède également des douches locales pour
les yeux. C'est en partie pour le même
but que, dans ces derniers temps, Cauterets, Luchon, Marlioz ont enrichi leur
arsenal thermo-thérapeutique d'appareils
fort ingénieux, à jets directs ou à goutte-
lettes réfléchies, sous une pression de
une, trois, cinq, etc., atmosphères. Auprès de diverses stations de l'Allemagne,
on dirige sur l'organe de la vision des
douches : de gaz acide carbonique à Nauheim, Franzensbad, Cudowa, Kronthal,
Meinberg, Pyrmont, Carlsbad, etc., et de
gaz acide sulfhydrique à Eilsen, Menn-
dorf, Langenbrucken, etc. D'après les ré-
cits et le fait recueillis par M. Constantin
James, on guérirait des amauroses et des
ophthalmies anciennes, à Pouzzoles, en
immergeant l'organe malade dans le gaz
de la grotte d'Ammoniaque[1]. On conseille
de plonger à différentes reprises les *yeux
ouverts* : à Brousse, dans l'eau de la source,
pratique employée chaque jour aux bains
de Lucques par Montaigne[2] ; et, auprès

---

[1] *Guide aux eaux min.*, 2e édit., p. 487.
[2] *Journal du voyage...* 1774, t. III, p. 89.

de plusieurs établissements allemands, dans une gondole ou une baignoire remplie de soole additionnée d'une certaine quantité de *mutterlauge*[1].

A Uriage, le séjour des salles d'inhalation est recommandé dans l'ophthalmie scrofuleuse; à Bourbon-l'Archambault, l'eau de la source Jonas, recueillie dans un entonnoir muni dans son fond autrefois d'un épi de blé et maintenant d'une éponge, coule goutte à goutte avec une

---

[1] L'emploi de la *soole*, eau douce saturée de sel par son séjour provoqué dans les galeries des salines, pour bains locaux ou généraux, prend de jour en jour, en Allemagne, plus d'extension et plus d'importance dans le traitement de la maladie scrofuleuse. Ce genre de médication a été de tout temps usité auprès des mines de sel gemme de la Valachie, a Téléga surtout, par les paysans du voisinage, comme je l'ai fait connaître dans un autre travail (*Voyage médical*. p. 96); seulement ici la main de l'homme n'intervient pas pour la fabrication de la soole.

S'il était nécessaire de soumettre les yeux, avec ou sans écartement des paupières, à des bains prolongés dans une baignoire contenant un liquide approprié, afin de combattre des lésions externes rebelles ou de modifier, par un travail endosmo-exosmotique, soit la quantité. soit la nature des milieux de l'organe, l'appareil du commandant Lacroix rendrait d'inappréciables services. (Voir la *Gazette des Eaux* du 19 mai 1859.)

vitesse et d'une hauteur graduellement croissantes, sur les *paupières fermées;* c'est la mise en œuvre de la douche minérale froide par stillation, *stillicidium frigidum* des anciens, instituée par P. P. Faye pour le traitement des amauroses torpides, etc[1]. Mais nulle part, dans aucun établissement, les vapeurs spontanées de l'eau thermale ne sont dirigées immédiatement sur l'organe de la vue, la tête préalablement emprisonnée dans une sorte d'étuve. C'est là un procédé spécial d'atmiatrie oculaire tout à fait propre au pavillon de la Fontaine Ophthalmique de Hongrie.

XI

LA SOURCE DES YEUX A-T-ELLE DES VERTUS SPÉCIALES?

La Source des Yeux, aux Bains d'Her-

[1] Dans sa réponse à l'interpellation qui lui a été adressée au sein de la Société d'hydrologie médicale de Paris, séance du 3 février 1862, M. le docteur Grellois fait remonter à près de cent ans l'emploi des douches oculaires froides à Bourbon-l'Archambault. C'est là une erreur qu'il faut mettre sur le compte de l'improvisation, car notre distingué confrère sait très-bien que la douche Jonas ne fonctionnait pas encore au commencement de ce siècle, à la station sur laquelle il a publié de si intéressantes *Études*.

cule, possède-t-elle, à l'exclusion des autres fontaines du même établissement, des propriétés intrinsèques qui leur soient particulières? Je ne le pense pas : je crois que c'est moins dans sa nature que dans le *mode spécial de son emploi* que résident principalement les vertus de cette eau minérale. Cranz et Gabriel Zagoni nous ont appris, en effet, que cette dernière était sans réputation et n'avait pas une grande efficacité quand elle était : *instar collyrii et lavamenti applicata* [1]; aussi est-il fort vraisemblable que „le produit des autres sources, presque identiquement constituées au point de vue chimique, fournirait des résultats analogues s'il était administré de la même manière.

Si les affections oculaires ont été adressées et traitées de préférence à cette fontaine, cela tient à ce que la faible abondance de celle-ci ne pouvant suffire à une installation de bains et de douches, n'a pas permis, en quelque sorte, de lui donner une autre destination. Cette eau, dit Cranz : *Lenius et parciori reliquis la-*

---

[1] Loc. cit., p. 16.

tice bullit; le même auteur ajoute plus loin : *Fontes Ophthalmici non in balnei commoditatem adaptati sunt*[1]. C'est donc, à n'en pas douter, la *convenance du service*, plutôt qu'une propriété spéciale bien démontrée, qui a déterminé ce choix ; explication trouvant sa place à propos, sinon de toutes, du moins de presque toutes les sources employées au traitement des maladies oculaires. Nous voyons, en effet, qu'à Bourbon - l'Archaumbault, Brousse, Cauterets, Celles, les Eaux-Chaudes, Ischia, Luxeuil, Pietra-Pola, Pouzzoles, Pyrmont, Saint-Antoine-de-Guagno, San Casciano, Tœplitz-Schonau, Uriage, etc., la Fontaine des Yeux est la moins abondante, et presque toujours la moins chaude de la station, sa température étant, même le plus souvent, au-dessous de *l'indifférente.* Il en était également ainsi à Bagnères-de-Bigorre, à Luchon, à Ems, à Plombières, etc., villes thermales où les eaux particulièrement destinées contre les affections de l'œil et des paupières ont été, dans ces derniers

---

[1] Loc. cit., p. 13.

temps, réunies à d'autres sources pour l'usage des douches et des bains. Me trouvant, il y a un certain nombre d'années, à Bagnères-de-Luchon, je demandais à visiter la *Fontaine des Yeux,* indiquée dans l'ouvrage de M. Patissier, et dont M. Filhol ne fait pas mention, sous cette dénomination, au moins, dans son livre plus récent : « Nous n'avons plus de Fontaine des Yeux, me dit M. Barrié ; je fais conduire maintenant cette eau dans les piscines, pour la commodité du service ; le maintien de son ancienne destination eût été un embarras pour le nouvel établissement. Du reste, ajouta-t-il, les autres sources sulfureuses me paraissent tout aussi efficaces pour obtenir la guérison des maladies oculo-palpébrales que nous avons à traiter ici. » La réponse de l'honorable ancien inspecteur de Luchon confirme plusieurs de mes observations et me dispense d'insister plus longtemps sur ce sujet. Aussi me paraît-il à peu près certain que l'*Apa pentrou oki* ne possède point de vertus tout à fait spéciales, et que beaucoup de nos eaux thermales produiraient, *administrées par le procédé hongrois*, des résultats semblables à ceux enregistrés chaque année au pavillon des Yeux de la station d'Hercule. Cette dernière remarque me conduit tout naturellement à l'énoncé d'une proposition qui servira de conclusion finale à ce travail.

XII

UTILITÉ DE L'INTRODUCTION EN FRANCE DU PROCÉDÉ HONGROIS.

Les vapeurs thermales, qu'on dirigera bientôt sans doute par la trompe d'Eustache, pour guérir les affections de l'oreille moyenne, sont regardées maintenant comme le meilleur topique des lésions pulmonaires [1] ; il sera reconnu un jour, je pense, qu'elles sont encore celui qui se recommande le mieux au choix du praticien, dans le traitement des maladies d'un organe dont les fonctions sont à la fois si précieuses et si faciles à troubler. Aussi l'introduction du procédé hongrois dans plusieurs de nos établis-

[1] Patissier, *Annales de la Soc. d'hyd.*, t. IV, p. 90.

sements serait-elle, ce me semble, une conquête pour la thérapeutique. Ce mode d'application des eaux minérales, mis en usage chez nous, y rendrait incontestablement des services en multipliant les ressources de la médecine dans des cas où les efforts de celle-ci sont bien souvent infructueux. En effet, beaucoup d'inflammations chroniques de la cornée, de la conjonctive, de la face postérieure et du bord libre des paupières, etc., sont bien des fois d'une guérison extrêmement difficile. Non-seulement la plupart de ces affections sont graves et rebelles par leur nature même, mais, dans un grand nombre de circonstances encore, l'homme de l'art rencontre dans le jeune âge et l'indocilité des malades un obstacle presque invincible à l'emploi des différents agents préconisés jusqu'à ce jour contre elles. Le traitement que je viens de faire connaître présente, comme moyen curatif, de grands avantages ; il est, de plus, d'une application très-facile, épargnant aux personnes qui s'y soumettent les ennuis et les souffrances inséparables, en bien des cas, des méthodes généralement usitées.

Il va sans dire que, pour ce genre de médication, les sulfureuses, à constitution plus ou moins fixe, auront une énergie moins grande et moins rapide que celles qui, plus altérables et perdant promptement leur titre sulfhydrométrique, émettent, dans un temps donné, une quantité considérable de gaz acide sulfhydrique.

Maintenant, il est permis de se demander si d'autres eaux, étrangères à la classe des sulfureuses, ne pourraient pas, par le dégagement de leurs gaz et de leurs vapeurs, se montrer également efficaces dans les affections variées que l'on traite avec tant de succès à la Fontaine Ophthalmique de Hongrie. L'avenir se chargera de résoudre cette question et bien d'autres, car les fontaines sanitaires, *aquæ Dei et vitæ*, suivant la magnifique incription d'un ancien établissement des États romains, sont encore pleines de secrets pour nous et renferment certainement des propriétés qui nous sont inconnues.

Une table, un banc, un vase rempli d'eau thermale, que l'on renouvelle de temps en temps, enfin un châle ou une épaisse serviette pour couvrir la tête et les épaules du malade, voilà tout ce qu'il faut pour l'installation, sans embarras et presque sans frais, du procédé décrit dans ce mémoire, et qui, appliqué avec discernement, m'a constamment paru exempt de tout danger. Cette pratique, qu'il est possible de modifier, de combiner de bien des manières, d'imiter même au besoin, loin des sources thermominérales, serait déjà adoptée en France, j'en ai la conviction, si les populations au milieu desquelles elle est en grand honneur étaient plus rapprochées et par conséquent mieux connues de nous.

TABLE DES CHAPITRES.